老年人
新型冠状病毒肺炎
防护手册 （大字版）

广西壮族自治区疾病预防控制中心　编

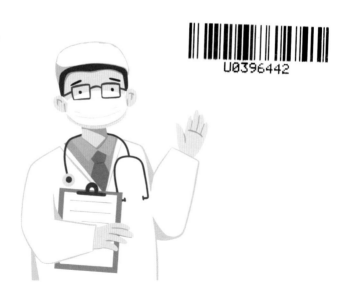

广西科学技术出版社

图书在版编目（CIP）数据

老年人新型冠状病毒肺炎防护手册 / 广西壮族
自治区疾病预防控制中心编 . — 南宁：广西科学技术
出版社，2020.2
　　ISBN 978-7-5551-1350-8

　　Ⅰ . ①老… Ⅱ . ①广… Ⅲ . ①老年人—日冕形病毒—
病毒病—肺炎—预防（卫生）—手册 Ⅳ . ① R563.101-62

　　中国版本图书馆 CIP 数据核字（2020）第 023435 号

老年人新型冠状病毒肺炎防护手册
LAONIANREN XINXING GUANZHUANGBINGDU FEIYAN FANGHU SHOUCE
广西壮族自治区疾病预防控制中心　编

策　　划：卢培钊　陈勇辉　　　　组　　稿：陈勇辉　罗煜涛
责任编辑：罗煜涛　何杏华　　　　助理编辑：李　媛　罗绍松　陈诗英
文字编辑：梁　优　梁佳艳　　　　责任校对：夏晓雯
责任印制：韦文印　　　　　　　　装帧设计：韦娇林
插　　图：梁　良　韦宇星

出 版 人：卢培钊　　　　　　　　出版发行：广西科学技术出版社
社　　址：广西南宁市东葛路 66 号　邮政编码：530023
经　　销：全国各地新华书店
印　　刷：广西民族印刷包装集团有限公司
地　　址：南宁市高新三路 1 号　　邮政编码：530007
开　　本：890 mm×1240 mm　1/32
字　　数：38 千字　　　　　　　　印　　张：3.125
版　　次：2020 年 2 月第 1 版
印　　次：2020 年 5 月第 3 次
书　　号：ISBN 978-7-5551-1350-8
定　　价：15.00 元

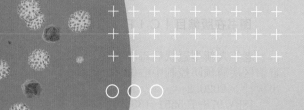

编委会

主　　编：林　玫　吕　炜

副主编：方钟燎　赵　鹏　覃柯滔　黄兆勇

　　　　谭　毅

编　　委（以姓氏笔画为序）：

付志智　朱金辉　许洪波　李永红

杨　进　陈玉柱　陈敏玫　周树武

孟　军　钟　革　钟格梅　莫建军

唐小兰　蒋玉艳　曾　竣　蒙晓宇

秘　　书：蔡剑锋　李科全

前　言

新型冠状病毒肺炎（Corona Virus Disease 2019，COVID-19）（简称"新冠肺炎"）疫情发生以来，党中央、国务院高度重视，习近平总书记多次作出重要指示，强调生命重于泰山，疫情就是命令，防控就是责任，要始终把人民群众生命安全和身体健康放在第一位，坚决遏制疫情蔓延势头，坚决打赢疫情防控阻击战。在党中央的坚强统一领导下，各地党政军群机关和企事业单位等紧急行动，广大医务人员无私奉献，广大人民群众众志成城，全国形成了全面动员、全面部署、全面加强疫情防控工作的局面。

为帮助广大读者特别是易受病毒感染的老年读者增强对新型冠状病毒知识的了解，提高对新型冠状病毒肺炎的防护能力，广西壮族自治区疾病预防控制中心、广西科学技术出版社迅速组织专家作者和编辑力量，在较短时间内编写出版了这本《老年人新型冠状病毒肺炎防护手册》，以满足老年读者预防新型冠状病毒肺炎的需要。

1

本书从老年人的身体状况特点和日常生活习惯的角度出发，以问答形式，介绍新型冠状病毒肺炎的基础知识与防护常识，同时对老年人在日常预防中存在的误区与问题进行纠正与科学解析，为他们提供科学规范、具有针对性和可操作性强的专业新型冠状病毒肺炎防护指导，以消除他们的恐惧、疑惑和误解。本书力求通俗易懂、图文并茂，并适当加大字号，方便老年读者阅读。

由于疫情急迫，时间仓促，加之科研人员对新型冠状病毒肺炎的研究仍在不断深入，本书所收录的内容难免会有不足之处，请各位专家和读者予以批评指正。

我们相信，在以习近平同志为核心的党中央的坚强领导下，只要我们坚定信心、同舟共济、科学防治、精准施策，我们就有信心、有能力打赢这场抗击新型冠状病毒肺炎疫情的全民阻击战！

编者
2020 年 2 月

目 录

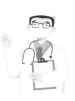

科学防护，居家出行更放心

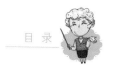

科学判断，远离误区更省心

附　录

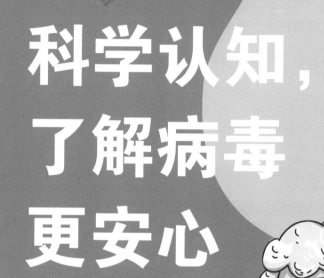

科学认知，
了解病毒
更安心

1. 你知道冠状病毒吗？

冠状病毒最早是在 1937 年从鸡身上分离出来，是自然界广泛存在的一个大型病毒家族。由于在电子显微镜下可观察到其外膜上有明显的棒状粒子突起，使其形态看上去像中世纪欧洲帝王的皇冠，因此将其命名为"冠状病毒"。目前，已发现的

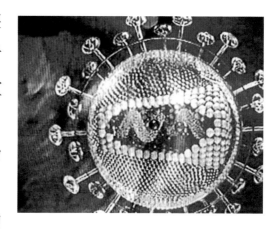

冠状病毒共有 7 种。冠状病毒仅感染脊椎动物，与人和动物的多种疾病有关，可引起人和动物呼吸系统、消化系统和神经系统疾病，如中东呼吸综合征（MERS）和严重急性呼吸综合征（SARS，即传染性非典型肺炎）等较严重疾病患者，常表现为从普通感冒到重症肺部感染等不同的临床症状。

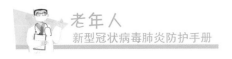
2. 新型冠状病毒是啥东西？

新型冠状病毒是以前从未在人体中发现的冠状病毒新毒株，是冠状病毒大家族中的一个新成员，在 2019 年底导致武汉病毒性肺炎暴发 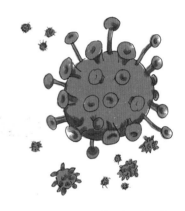 而被发现。2020 年 2 月 11 日，国际病毒分类委员会声明，将新型冠状病毒命名为"SARS-CoV-2"。

3. 冠状病毒来自哪里，是如何传染给人类的？

冠状病毒主要寄宿在动物，尤其是我们常见的蝙蝠身上。蝙蝠是各种病毒如 SARS 病毒、埃博拉病毒、马尔堡病毒、MERS 冠状病毒、亨德拉病毒、尼帕病毒等的大本营。据科学家推测，新型冠状病毒也有极大可能来自蝙蝠，穿山甲等动物也可能是新型冠状病毒的传播者。如同导致 2002 年冬至 2003 年春那场传染性非典型肺炎暴发的 SARS 冠状病毒一样，这次新型冠状病毒在从蝙蝠到人的传播过程中很可能存在某些未知的中间宿主媒介，如未经检疫的野生动物、生鲜食品等。

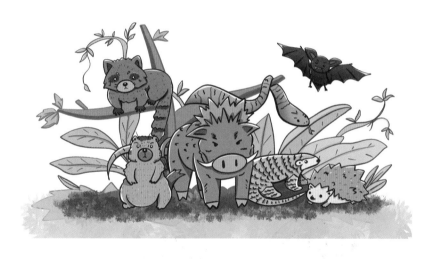

4. 新型冠状病毒的危害大吗？

衡量一种病毒的危害程度，一看致死率，二看传染性。相比 SARS 冠状病毒，新型冠状病毒在致死率方面暂时低于 SARS 冠状病毒。新型冠

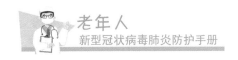

状病毒已具备致死性，但尚不能确定致死率，其高危性或许低于 SARS 冠状病毒，但其传染性却要强很多。

5. 新型冠状病毒是怎么传播的?

新型冠状病毒的传播途径主要有经呼吸道飞沫传播（患者打喷嚏、咳嗽、说话的飞沫，呼出的气体被近距离接触者直接吸入导致感染）、接触传播（患者打喷嚏、咳嗽、说话的飞沫沉积在物品表面，他人接触被污染后的物品再接触口腔、鼻腔、眼睛等部位的黏膜导致感染），而在相对封闭的环境中，长时间暴露于高浓度气溶胶情况

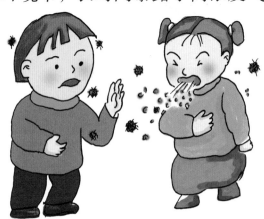

下，存在经气溶胶传播（飞沫混合在空气中形成溶胶，吸入后导致感染）的可能，粪－口传播（病毒通过消化道排出的粪便进行传播）尚待明确。新型冠状病毒以经呼吸道飞沫传播为主要传播途径。因此，应佩戴防护口罩、勤洗手及远离新型冠状病毒肺炎疑似患者和确诊患者，且不能在无防护的情况下接触他们使用过的物品。

6. 日常生活中如何杀死新型冠状病毒？

一般而言，新型冠状病毒对热敏感，对有机溶剂和消毒剂敏感，在 56℃ 及以上的条件下持续 30 分钟或用 75 % 浓度的酒精（乙醇）及乙醚、氯仿、含氯消毒剂、醋酸（过氧乙酸）、紫外线等均可灭活新型冠状病毒。

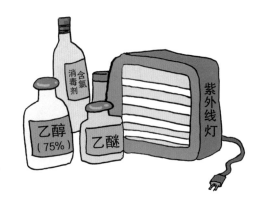

7. 感染新型冠状病毒后，身体会出现哪些症状？

流行病学调查发现，新型冠状病毒的潜伏期一般为 3 ~ 7 天，但据 2020 年 2 月 10 日的研究报道，潜伏期最长可达 24 天。以发热、乏力、干咳为主要表现，少数患者伴有鼻塞、流涕、腹泻等症状。重型患者多在发病一周后出现呼吸困难和（或）低氧血症，危重型患者快速发展为急性呼吸窘迫综合征、脓毒症休克、难以纠正的代谢性酸中毒和凝血功能障碍。值得注意的是，重型、危重型患者在其病程中可仅表现为中低热，甚至无明显发热症状；轻型患者仅表现为低热、轻微乏力等，无肺炎表现。

除了以上典型症状，患者还可能有以下不典型症状。

（1）以消化系统症状为首发表现，如轻度食欲不振、恶心呕吐、腹泻等。

（2）以神经系统症状为首发表现，如头痛、乏力、精神差等。

（3）以心血管系统症状为首发表现，如心慌、胸闷等。

（4）以眼科症状为首发表现，如结膜炎（眼异物感、瘙痒、流泪、分泌物增多等）。

（5）仅有四肢或腰背部肌肉轻度酸痛。

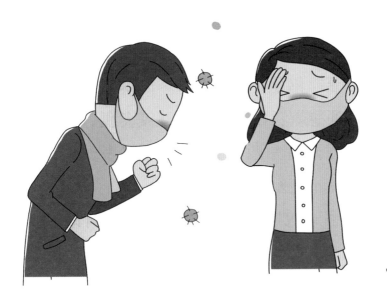

8. 新型冠状病毒肺炎与普通感冒有什么区别吗？

新型冠状病毒肺炎的主要表现是发热、干咳、乏力，少数患者会出现鼻塞、流涕、咽部不适、腹泻等。虽然鼻塞、咽痛、流涕、乏力、发热这些症状跟普通感冒相似，但是却有本质区别。

新型冠状病毒肺炎：呼吸频率加快甚至呼吸困难；以干咳为主，伴有痰音、喘息，症状严重者会影响睡眠；高热持续 72 小时以上；精神差，食欲缺乏；潜伏期一般为 3 ~ 7 天。

普通感冒：没有呼吸困难或急促，咳嗽出现较晚，发热者一般在 48 小时后可恢复正常体温并且使用退烧药物后退烧明显。

新型冠状病毒肺炎患者有接触确诊患者和疑似患者史，且其病情发展非常快，一周内有可能会发展为急性呼吸窘迫综合征、脓毒症休克，然后出现凝血功能障碍，还有呼吸衰竭、代谢性酸中毒。而普通感冒对大多数正常人来说，可能在一周内加重，但不如新型冠状病毒肺炎发展那么快。

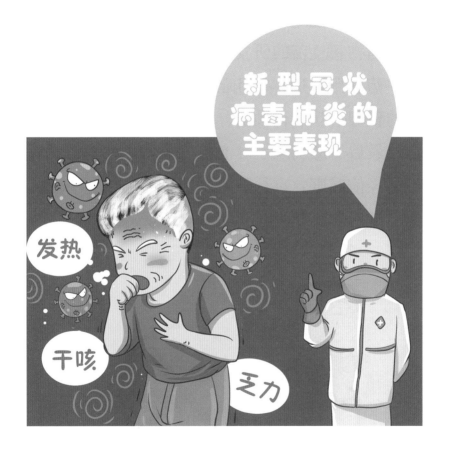

9. 目前针对新型冠状病毒肺炎有特效药物和疫苗吗?

截至 2020 年 5 月 6 日,尚无针对新型冠状病毒肺炎的特效药物和疫苗,只能对症支持治疗。治疗药物和疫苗的研发都在进行中,同时也在使用中药进行治疗,并且已取得不错的疗效。在医生的积极治疗下,大部分患者战胜了新型冠状病毒,最后治愈出院了。老年人要特别注意,千万不能轻信谣言,自行随意服用药物,以免引发其他不良后果。

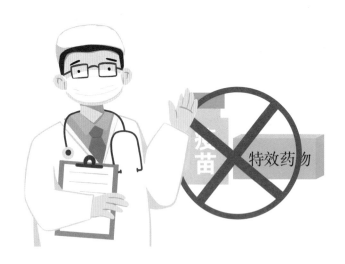

科学防护，居家出行更放心

10. 老年人为什么更容易感染新型冠状病毒且病情更为严重？

人群普遍都可感染新型冠状病毒，尤其是免疫力低的人更容易感染新型冠状病毒，任何人都不能心存侥幸。据目前科学家的研究发现，新型冠状病毒会在各个年龄阶段的人群之间传播，但是儿童的感染率相对较低，被感染的主要是成年人，而这其中又以老年人和体弱多病者居多。老年人的各项生理机能不断退化，呼吸系统机能减

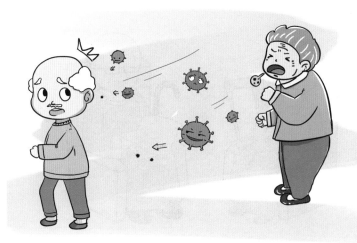

老年人免疫力低，更容易感染新型冠状病毒

15

退，免疫力相对偏低，免疫细胞数量减少和活性下降，大部分患有高血压、糖尿病、冠心病、慢性支气管炎等慢性疾病。这些慢性疾病老年患者一旦感染新型冠状病毒，往往会出现一系列连锁反应，病情危重，致多个脏器衰竭而死亡。

11. 疫情期间，慢性基础疾病老年患者如何应对？

慢性基础疾病老年患者要按医生要求治疗和管理已有的慢性基础疾病，备齐药物，按时服药，规律起居，合理膳食，保持心态平和，密切观察

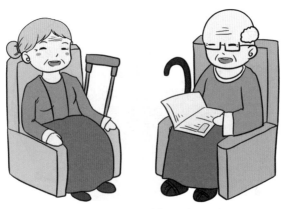

规律起居，保持心态平和

所患慢性基础疾病的症状变化和病情进展。长期
居家身体比较弱的慢性基础疾病老年患者，疫情
期间应尽量避免被探望。对长期慢性基础疾病老
年患者的一般随访随诊可通过网上医院对其进行
问诊。如果病情严重，发生变化，应及时到医院
急诊科就诊。

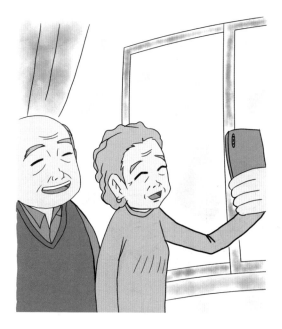

一般随访随诊可通过网上医院进行问诊

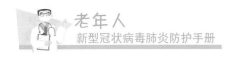

12. 疫情期间，高血压和（或）糖尿病老年患者如何应对？

高血压和（或）糖尿病老年患者应每天居家休息，并定时测量血压和血糖。若出现血压过高，或者血糖过高或过低，以及意识改变、剧烈头痛或头晕、恶心呕吐、视力模糊、眼痛、心悸、胸闷等危急情况之一时，要及时联系医生或到医院就诊，就医时注意做好戴口罩等防护措施。

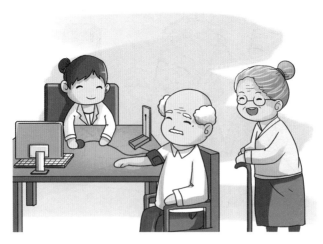

居家休息，并定时测量血压和血糖

13. 出现新型冠状病毒肺炎的可疑症状应该怎么做？

老年人如果出现发热、咳嗽、咽痛等可疑症状，不要惊慌，立即告知家人，居家隔离，主动做好个人和家庭成员的健康监测并记录，包括体温测量和症状观察。

如有以下情况，建议先在家休息和观察。

（1）体温不超过 37.3 ℃，并且没有明显的气短、憋喘等症状。

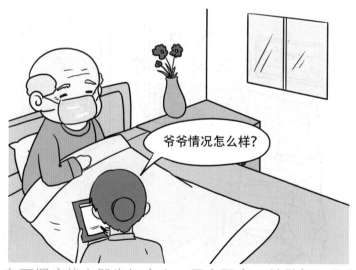

有可疑症状立即告知家人，居家隔离，并做好记录

（2）年龄在 60 岁以下。

（3）不属于慢性病患者或肥胖者。

在家期间，请多喝水，可以服用一些减轻症状的感冒药。同时，采取戴口罩、勤洗手、房间勤通风等措施，做好个人和家人的防护。

如有以下情况，建议及时就诊。

（1）在家休息观察 1 ~ 2 天后病情无好转。

（2）近期近距离接触过有发热、咳嗽等症状的患者，或去过人群密集的场所（如农贸市场），或有野生动物接触史。

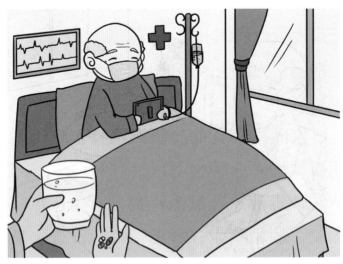

有情况及时就近到定点医疗机构就医

（3）体型肥胖及患肺部疾病、心血管疾病、肝部疾病、肾部疾病等的老年人。

到就近定点医疗机构及时就医，并叮嘱家人做好隔离防护工作。前往医院途中，应佩戴口罩，注意咳嗽礼仪和呼吸卫生，咳嗽、打喷嚏不要用手捂口鼻，要用纸巾或肘部遮挡。

14. 居家隔离需要注意哪些事项？

目前来说，经医生诊断为新型冠状病毒肺炎症状较轻的疑似患者、曾与新型冠状病毒肺炎患者或高度疑似病例有过比较紧密接触的人、当地卫生部门认为需要隔离的其他人员需进行居家隔离观察。

居家隔离必备的物资有消毒护理用品、生活用品等，主要有体温计、医用外科口罩或 N95 口罩、消毒液（含氯消毒剂即可）、75％浓度的酒精、酒精喷壶、酒精棉片、普通肥皂或洗手液、纸巾（优先选择多层不易透水的纸巾）、专用垃圾袋及带盖子的垃圾箱（用于处理废弃口罩和其他分泌物）、一次性毛巾或个人专用毛巾。

居家隔离务必做到以下几点要求。

（1）将患者安置在通风良好的单人房间。

（2）限制看护人数，尽量安排一名健康状况良好且没有慢性疾病的家属进行看护。拒绝一切探访。

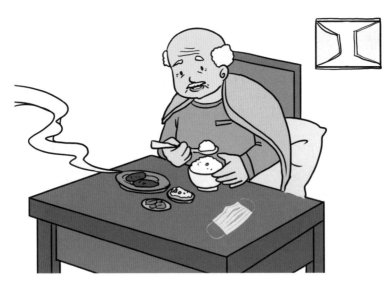

将患者安置在通风良好的单人房间

（3）家庭成员应住在不同的房间，若条件不允许，也应与患者至少保持 1 米距离。

（4）限制患者活动，尽可能减少患者和家庭成员的活动共享区域。确保共享区域（厨房、浴室等）通风良好（开窗）。

（5）患者与其他家属应佩戴口罩，口罩紧贴面部，佩戴过程和摘下时不要触碰口罩的污染面（外表面）。口罩因分泌物增多导致其变湿、变脏后必须立即更换。摘下并及时消毒、密封，定点丢弃口罩之后，应立即清洗双手。

（6）与患者有任何直接接触或进入患者隔离空间后，要及时清洗双手。

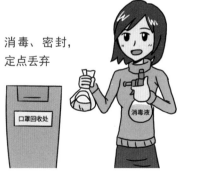

消毒、密封，
定点丢弃

口罩回收处

消毒液

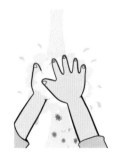

摘下口罩后及时丢弃，并要立即清洗双手

23

15. 疫情期间，就医过程如何做好防护？

如果病情严重不得不去医院，就医过程中除全程佩戴口罩外，还要做好以下事项。

（1）在就医前要做好预约和准备，应选择能满足需求的就近医疗机构。提前在网上或打电话了解就诊医院情况和看病流程，做好预约，缩短就诊时间；尽量不要去人流量大的医院和新型冠状病毒肺炎定点医院；为了降低感染病毒的可能性，应减少就诊陪同人员。

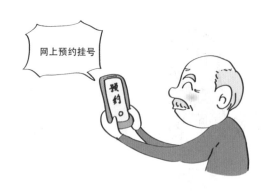

网上预约挂号

提前网上预约挂号

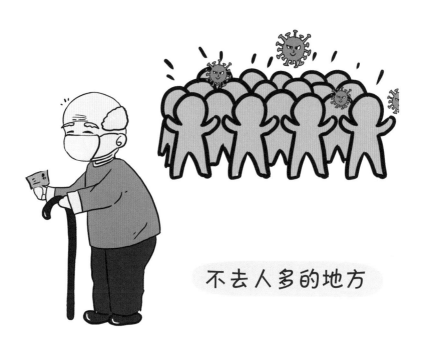

不去人多的地方

尽量不要去人流量大的医院和新型
冠状病毒肺炎定点医院

（2）在就医途中尽量避免乘坐公共交通工具（如公交车、地铁等），优先选择私家车或出租车出行，注意防寒保暖，必要时打开车窗保持通风。

（3）规范就医。尽可能减少在医院的逗留时间，尽量与他人保持至少1米的距离；不要用手摸口罩外侧，也不要揉眼睛，少触碰医院内的设施和物品并及时洗手、消毒；听从医生安排只做必需的检查和治疗，其他项目和操作可以择期或延后；就医结束后尽量选择居家治疗，如需住院，要遵守医院隔离消毒等制度，除必须外出检查治疗外，不得离开病房。

此外，就医结束进家门前要注意做好消毒防范措施。

16. 疫情期间，如何调节焦虑恐惧的心理?

（1）科学关注公众信息，不信谣，不传谣。关注政府、权威机构发布的信息，了解本次新型冠状病毒肺炎疫情、防控知识等，减少对不是官方发布的疫情信息的过度关注，尽量避免不科学信息对自己的误导。

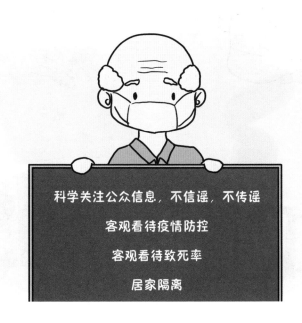

（2）客观看待疫情防控。在人流量大、病毒传播快的时候，政府应采取各项防控措施防止疫情扩散。个人应主动做好隔离措施，采取戴口罩、勤洗手、室内多通风、少出门等防护措施，有较明显的疑似症状应及时报备和去医院排查。

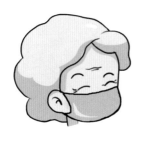

戴口罩

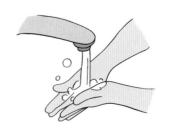

勤洗手

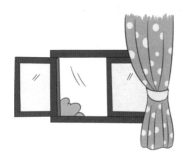

室内多通风

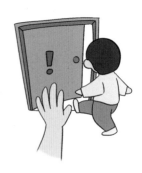

少出门

（3）客观看待致死率。新型冠状病毒的传染性虽然强，但是目前的致死率并不高，大多数人的免疫系统是可以抵御病毒的侵袭的。

（4）居家隔离，规律作息，适当锻炼，保持平和心态。要正确看待疫情，不要焦虑、紧张，保持正常的作息，吃好一日三餐，多喝水，选择合适的身体锻炼方式，增强免疫力，避免吸烟、饮酒、熬夜等不利于健康的生活方式，可通过听音乐、看书、与家人或朋友视频聊天、在家办公和学习、做家务等方式舒缓焦虑的情绪。

17. 疫情期间，老年人应如何进行锻炼？

老年人居家进行适量运动。根据个人的身体状况选择适当的锻炼方式，一般建议以每周 5 天、每天 30 分钟左右进行适度运动。以下介绍几种简单易学的锻炼方法。

（1）踱步健身。在自家客厅来回踱步，不急不缓，步履匀称，坚持走 3000 余步，活动全身，

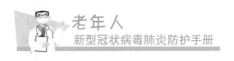
促进血液循环，就可以达到平时散步的效果。

（2）下蹲健身。双手叉腰，双脚与肩同宽，两眼平视，屈膝缓缓下蹲，脚跟离地，重心落在脚尖上，同时口中念"哈"字，将腹中浊气吐出，起立时吸气，意守丹田。运动宜缓，周而复始，老年人运动可慢一点，亦可取半蹲姿势。每天练两三次，每次30组左右。

（3）局部健身。坐在沙发上，左右摆动双手或击掌拍手。如此各做30次后，切换到做眼保健操、揉耳操、按摩腹部操等。

此外，"摇头晃脑""抓耳挠腮"也是很好的锻炼方式，并且很适合老年人。所谓"摇头晃脑"，就是慢节奏地左右上下晃动脑袋，以头不晕眼不花为标准。所谓"抓耳挠腮"，就是搓揉自己的双耳，自上而下，反复50次。由于耳朵分布着许多穴道，不断刺激耳朵有防病健体的功效。

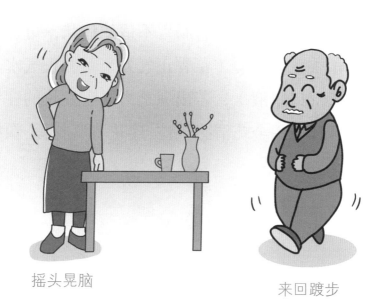

摇头晃脑

来回踱步

18. 在疑似症状医学观察期间可服用哪些中成药缓解症状?

在新型冠状病毒肺炎疑似症状医学观察期间,若出现乏力伴有肠胃不适的症状,可选择服用藿香正气胶囊(藿香正气丸、藿香正气水、藿香正气口服液);若出现乏力伴有发热的症状,可选择服用金花清感颗粒、连花清瘟胶囊(颗粒)、

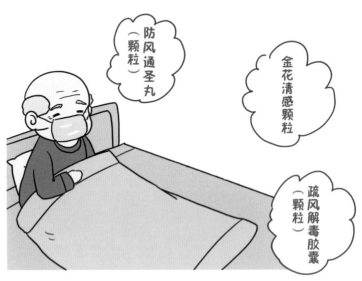

出现乏力伴有发热症状可选用相关药物

疏风解毒胶囊（颗粒）、防风通圣丸（颗粒）。服用剂量和服用方法要听从医生的指导。

19. 疫情期间，老年人饮食方面要注意些什么？

老年人宅在家里，缺少运动，吃得过饱，容易诱发心脑血管疾病。因此饮食要有规律、注意合理营养，日常饮食建议按照最新版的《中国居民膳食指南》进行食物搭配，注意食物的多样性，粗细搭配、荤素适当。

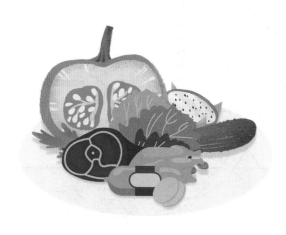

粗细搭配、荤素适当

（1）适当补充水分，多吃新鲜水果、蔬菜，适量补充维生素与矿物质及食用深海鱼油等保健食品。老年人消化功能比较弱，应少食多餐，不宜过饱，尤其是晚上不可以过饱。进食细嚼慢咽，食欲缺乏或活动受限的老年人要特别注意。可以吃些大豆及其制品，或者蘑菇、枸杞、黄芪等，这些食物含有黄酮、甜菜碱等抗氧化物质，有助于增强免疫力。应禁烟酒，避免吃辛辣刺激食物，少吃油腻、高盐、烟熏和腌制的食品。

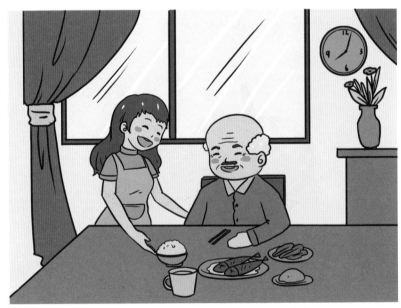

少食多餐，避免吃辛辣刺激食物

（2）不要听信偏方和食疗可以治疗新型冠状病毒肺炎的说法。如发现可疑症状，应做好防护措施，及时前往正规医院就诊。

（3）避免接触或食用未高温处理过、已经患病的动物及其制品，要从正规渠道购买冰鲜禽肉，食用禽肉蛋奶时要充分煮熟。不小心接触患病动物要及时洗手和消毒。坚决杜绝接触和进食野生动物。

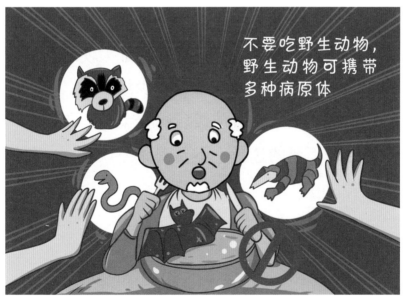

坚决杜绝接触和进食野生动物

（4）处理生食和熟食的切菜板及刀具要分开。在处理肉类食物时要生熟分开，要煮熟后再吃。同时，在处理生食和熟食之间要洗手和消毒。

20. 疫情期间，老年人有必要增加水分摄入吗？

疫情期间，大家响应号召居家休息，运动量减少，容易导致胃肠蠕动减慢，大便干燥，尤其是对老年人影响更大。若用力排便，易引发心血管疾病。充分摄入水分，有助保证大便通畅。每天应饮水 1500 ~ 2000 毫升，少量多次；可以饮温开水或淡茶水，饭前饭后喝青菜汤、鱼汤、鸡汤等也是不错的选择。不要喝冰凉饮料，以免伤及脾胃。

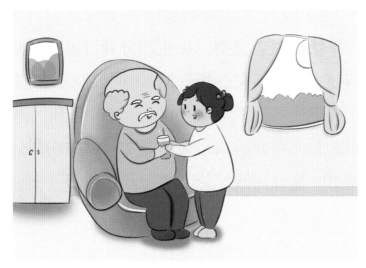

充分摄入水分

21. 有哪些中药方子可以起到预防作用？

为抗击新型冠状病毒肺炎疫情，受广西中医药管理局委托，广西中医药大学校长唐农组织广西各地资深中医药专家，研究制定了预防新型冠状病毒肺炎的两个成人中医药方，即"预防疫肺方1"和"预防疫肺方2"，还有儿童服用的"儿童预防疫肺方"。大家可以根据自身及家人情况选择使用。

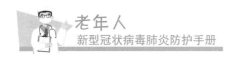
（1）成人"预防疫肺方1"。

药物组成：苍术10克，苏叶10克，陈皮10克，葛根10克，板蓝根10克，生姜20克。

煎服法：上药加水500～600毫升，泡10分钟，大火煮开后调小火慢煮15～20分钟，浓缩成200毫升药液，分2次服用，每日1剂。亦可以水煎代茶饮。

适用人群：一般健康人员。

（2）成人"预防疫肺方2"。

药物组成：桂枝尖12克，苍术12克，石菖蒲15克，白芷12克，南山楂15克，陈皮15克，法半夏15克，茯苓12克，葛根12克，木蝴蝶12克，生姜30克，炙甘草5克。

煎服法：上药加水1000毫升，泡10分钟，大火煮开后调小火慢煮15～20分钟，浓缩成400毫升药液，分2次或3次服用，每日1剂。亦可以水煎代茶饮。

适用人群：武汉等疫区归来人员，正在或曾

经与武汉等疫区归来人员密切接触者，有风寒感冒症状如鼻塞、流清涕、肌肉酸痛、头痛者。

（3）儿童预防疫肺方。

药物组成：白术 6 克，苏叶 6 克，陈皮 6 克，葛根 9 克，炒麦芽 9 克，南山楂 9 克，生姜 8 克。

煎服法：上药加水 300 毫升，泡 10 分钟，大火煮开后调小火慢煮 30 分钟，浓缩成 100 ～ 150 毫升药液，分 2 次或 3 次服用，每日 1 剂。亦可以水煎代茶饮。

适用人群：一般健康儿童。

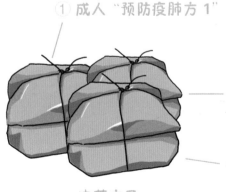

① 成人"预防疫肺方 1"

② 成人"预防疫肺方 2"

③ 儿童预防疫肺方

中药方子

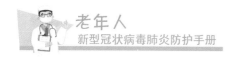
22. 疫情期间，家庭用餐要注意什么？

　　家庭用餐时，可以实行分餐制，尽量不围桌吃饭，尽量使用公勺、公筷盛汤夹菜，不要共用餐具。重复使用的餐（饮）具要及时清洗和消毒，可采用煮沸消毒或流通蒸汽消毒，至少 15 分钟。消毒后的餐（饮）具不可再用抹布重新擦抹，要存放在清洁密封的容器内，以免再次受到污染。

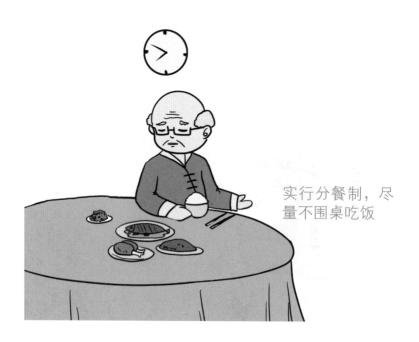

实行分餐制，尽量不围桌吃饭

23. 如何正确洗手？

新型冠状病毒可以通过接触传播，如果没有注意使双手沾上病毒，揉眼睛时就可能造成感染，所以勤洗手绝对是预防新型冠状病毒感染的有效措施。准备食物前、中、后，进食前，照顾家里病人前后，处理伤口前后，如厕后，处理小孩尿布或为其清洗后，擤鼻涕、咳嗽、打喷嚏后，戴口罩前后，就医前后，触碰动物、动物饲料或排泄物后，触碰垃圾后，都应该及时洗手。可参照以下方法洗手。

（1）在流水下淋湿双手。

（2）取适量洗手液或肥皂，均匀涂抹至整个手掌、手背、手指和指缝。

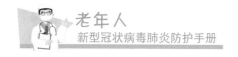
（3）认真搓洗双手至少15秒，具体操作如下：

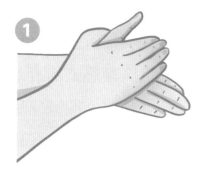

第一步，双手手心相互搓洗（双手合十搓洗五下）。

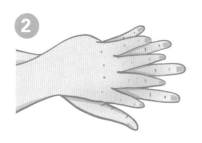

第二步，双手交叉搓洗手指缝（手心对手背，双手交叉相叠，左右手交换各搓洗五下）。

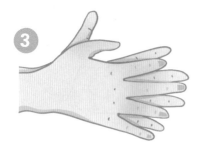

第三步，手心对手心搓洗手指缝（手心相对十指交错，搓洗五下）。

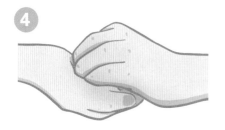

第四步，指尖搓洗手心，左右手相同（指尖放于手心相互搓洗五下）。

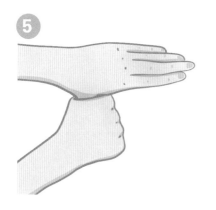

第五步，一只手握住另一只手的拇指搓洗，左右手相同各搓洗五下。

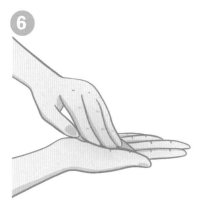

第六步，弯曲手指使关节在另一手掌心旋转揉搓，左右手交换进行，各揉搓五下。

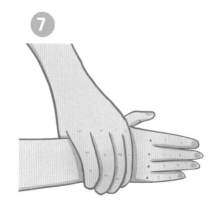

第七步，洗手腕。揉搓手腕，双手交换进行。特别要注意彻底清洗戴戒指、手表和其他饰品的部位。

（4）在流水下彻底冲净双手。

（5）洗手后用干净的毛巾或者一次性纸巾擦干，取适量护手产品护肤。

24. 如何正确佩戴口罩？

推荐优先选用一次性医用外科口罩，次选医用防护口罩，不要使用普通棉布口罩（只有保暖效果，没有防护效果）（详见本书"附录四 口罩类型及推荐使用人群"）。不建议老年人使用 N95 或 KN95 等医用防护口罩，这些口罩的呼吸阻力很大，老年人长期佩戴后，容易出现胸闷、气短、憋喘等症状，严重者甚至会导致心力衰竭。

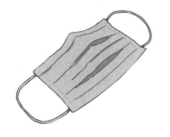

一次性医用外科口罩

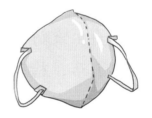

N95 口罩

佩戴一次性医用外科口罩顺序如下。

第一步，分清正反面及上下面。一次性医用外科口罩分正反面、上下面，正面颜色较深（朝

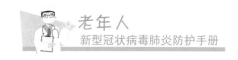
外），反面颜色较浅（朝内），内有金属条鼻夹
（朝上）。

第二步，洗手。

第三步，戴上。上下拉开褶皱，使口罩覆盖
口、鼻、下颌，尽可能减少面部与口罩之间的空
隙，确保口罩反面朝内，有金属条鼻夹的一端朝
上，将两端的绳子挂在耳朵上。

第四步，压紧。将双
手指尖沿着金属条鼻夹，
由中间至两边，慢慢向内
按压，直至紧贴鼻梁。

第五步，检查密合情
况。适当调整口罩，使口
罩周边充分贴合面部。

注意：摘口罩的时
候，尽量不要触摸口罩的
外侧，摘下口罩后记得立
即洗手；不要重复使用一

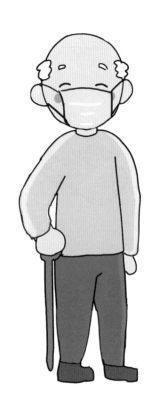

次性医用外科口罩；健康人群使用后的口罩按照
生活垃圾分类的要求处理即可，疑似病例或确诊
患者佩戴的口罩严格按照医疗废弃物有关流程处
理，不得进入流通市场。

25. 疫情期间，家居环境应怎样消毒？

　　冬、春季，老年人的呼吸道比较敏感脆弱。
除非家里已经有疑似感染的患者，否则不需要
特别消毒，做好日常清洁就行。如果实在担心，

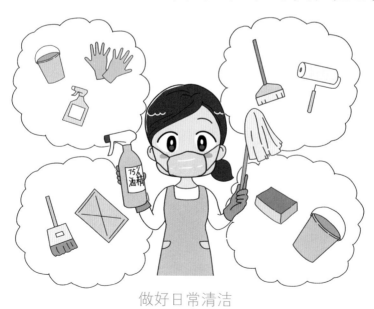

做好日常清洁

也可以对家里经常接触的如手机、遥控器、门把手之类的物品或部位进行消毒，一定要选择对老年人呼吸道刺激小的产品。要注意，如果物体表面本身比较脏，需要先清洁再消毒。消毒时老年人可在另一个房间休息，待刺鼻气味消失后再出来。

消毒优先使用75％浓度的酒精。要注意的是，常见的84消毒液在使用过程中会产生一定量的氯气，极易对老年人的呼吸道产生刺激而使其出现不适症状，严重者甚至可能出现中毒症状，一般不建议使用；84消毒液和酒精不可混合使用，否则容易中毒；使用过程要注意远离明火；避免让孩子单独使用。

如全家人都没有外出，可以清洁为主、预防性消毒为辅，要避免过度消毒，受到污染时再及时进行清洁消毒即可。

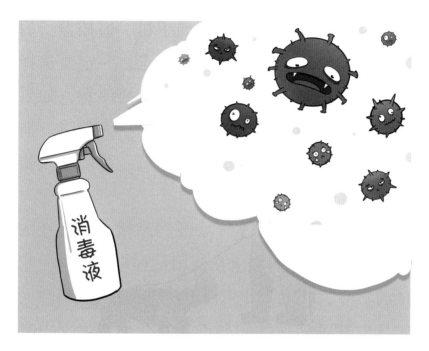

26. 疫情期间，出门遛宠物要怎么防护？

目前没有证据表明新型冠状病毒会传染给宠物，但建议宠物也和主人一样少出门。如果要遛宠物，除了自己戴好口罩，回家后要给宠物彻底洗澡，用常用的洗浴产品即可。洗澡的目的是去污，避免宠物携带病毒传染给人。

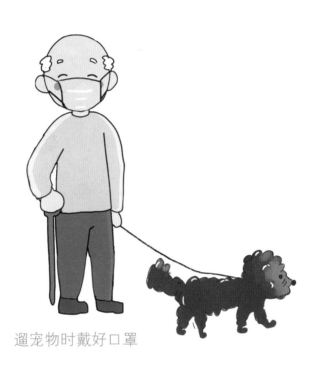

遛宠物时戴好口罩

回家后要给宠
物彻底洗澡

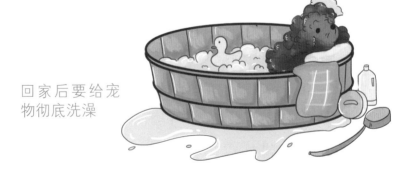

27. 疫情期间，拿到外卖或快递需要消毒吗？

　　如果担心外卖和快递带来的间接接触，可以让配送人员把东西先放在门口，等他走了再拿进屋（双方都少接触一个人，更安全），再用75％浓度的酒精擦拭包装袋，打开后立即洗手。

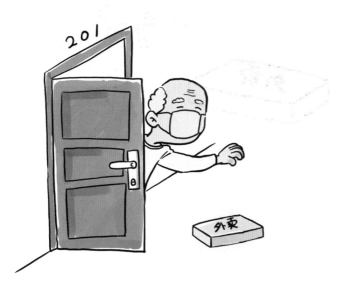

让配送人员把东西先放在门口

　　不同的病毒在人体外的存活时间是不一样的，外卖和快递在运送过程中沾染的病毒早已死亡，但在投递或者配送近期沾染的病毒可能仍然存活，因此收到快递或外卖后也可以直接用 75％浓度的酒精擦拭或喷洒外包装，降低感染风险。

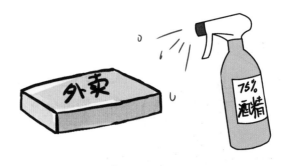

用 75％浓度的酒精擦拭或喷洒外包装

28. 疫情期间，外出时如何做好防护？

（1）出行戴口罩，避免徒手与电梯按钮、楼梯扶手等公共设施直接接触。

（2）避免乘坐公共交通工具。老年人大多比较节俭，出门喜欢乘坐公共交通工具，但在疫情期间，出行最好避免乘坐公共交通工具，建议步行、打车或者由家人开车接送。

（3）减少与他人近距离接触，尽量与他人相距 1 米以上。

（4）尽量缩短采购时间，最好一次买几天的量。缩短外出时间，可降低感染概率。

（5）避免去大型海鲜市场、家禽市场或农贸市场等地采购。如需去生鲜市场采购，应注意做好个人防护措施。一是要避免直接用手接触动物和动物产品，如需接触可佩戴手套，接触后及时用肥皂和清水洗手，避免触摸眼、鼻、口；二是要避免直接与生病的动物和变质的肉

接触；三是要避免与市场里的流浪动物、野生
动物、垃圾废水接触，回家后马上洗手，做好
消毒工作。

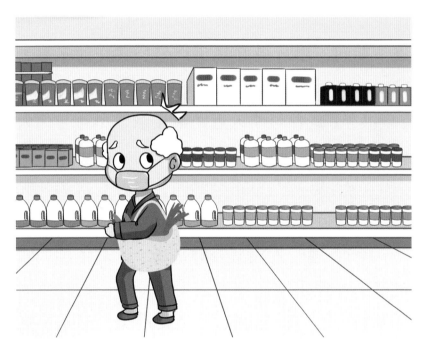

做好防护措施，尽量去已消毒的超市购物并缩短购物时间

（6）外出回家后做好 4 件事：一是及时洗手洗脸； 二是把脱下的外套放在通风的窗口；三是用 75％浓度的酒精棉片擦拭手机；四是带回的物品用清水清洗处理或用 75％浓度的酒精喷洒消毒。

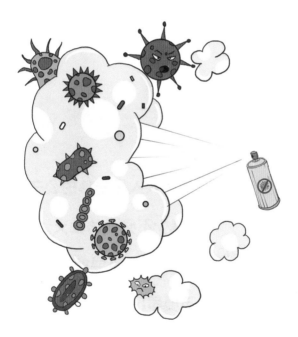

对带回的物品进行消毒

29. 疫情期间，可以串门访客、聚众娱乐吗？

相对年轻人，老年人闲不住，也坐不住，喜欢热闹，喜欢与街坊邻居聊天打牌，而避免感染新型冠状病毒的最好办法是居家隔离，避免出入人员密集的公共场所，减少不必要的社交活动。因此在疫情流行期间，尽量不要外出，不要串门访客和聚众娱乐。

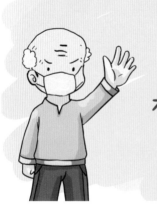

避免出入人员密集的公共场所

减少不必要的社交活动

尽量不要外出

不要串门访客和聚众娱乐

科学判断，
远离误区
更省心

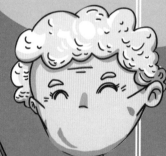

30. 用 56 ℃的热水洗澡能对抗新型冠状病毒？

用 56 ℃的热水洗澡不但无法提升体内温度，也不能对抗病毒，反而还可能会有生命危险。杀死新型冠状病毒至少需要在 56 ℃下持续 30 分钟。人在 56 ℃的水里洗澡 30 分钟，会伤及身体，甚至引发热射病，会有生命危险。

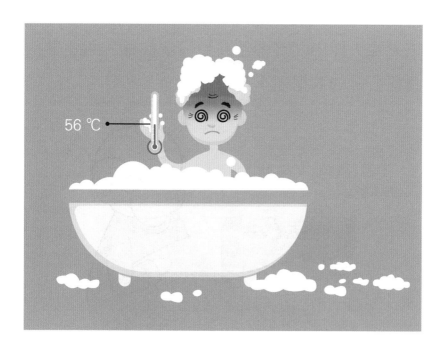

31. 服用双黄连药物可以预防新型冠状病毒肺炎？

现有临床研究数据不足，不建议服用双黄连预防新型冠病毒感染的肺炎。2013 年和 2014 年的国家药品不良反应检测年度报告显示，双黄连合剂（双黄连口服液、双黄连颗粒、双黄连胶囊、双黄连片）在中成药口服制剂的不良反应中分列第二位（2013 年）和第三位（2014 年）。而关于它在人体中"可抑制新型冠状病毒"的效果，目前公开的数据还不足以证明。

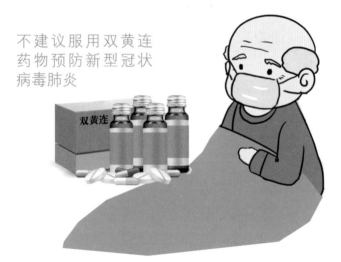

不建议服用双黄连
药物预防新型冠状
病毒肺炎

32. 服用板蓝根可以预防新型冠状病毒肺炎？

不可以。板蓝根适用于风热感冒等热性疾病的治疗，对新型冠状病毒是无效的。

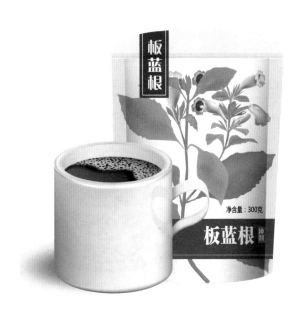

板蓝根对新型冠状病毒是无效的

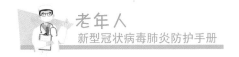

33. 喝茶可以预防新型冠状病毒肺炎？

喝茶可以补充体内水分，但不能预防新型冠状病毒肺炎。目前尚无证据证明喝茶可以预防新型冠状病毒肺炎。

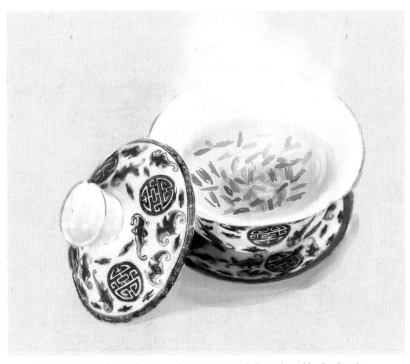

喝茶可以补充水分，但不能预防新型冠状病毒肺炎

34. 用微波炉、电烤箱和蒸锅加热口罩可以消毒？

不可以。无论是用微波炉、电烤箱还是用蒸锅加热口罩都不可以，一方面由于口罩内部结构被破坏导致无法再次使用，另一方面由于微波炉、电烤箱和蒸锅用于处理医疗垃圾也不能继续使用了。

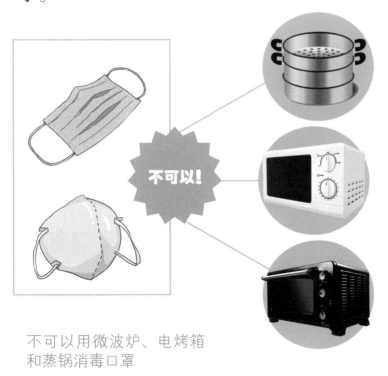

不可以用微波炉、电烤箱和蒸锅消毒口罩

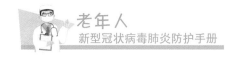
35. 晒太阳可以杀灭新型冠状病毒？

不可以。太阳光的照射温度达不到 56℃，且日照紫外线也达不到紫外线消毒灯的强度，不论从哪一个角度都不能达到杀灭病毒的目的。若要外出晒太阳，仍需戴好口罩，做好必要的防护措施。

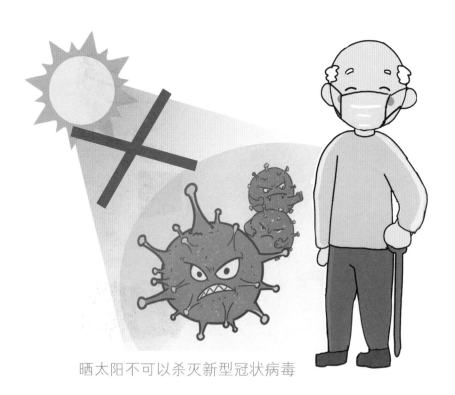

晒太阳不可以杀灭新型冠状病毒

36. 口罩越厚或者戴多层口罩，防病毒效果越好？

口罩厚度不等同于防护效果，一次性使用医用口罩摸上去比较薄，过滤效率却很高，其阻水层、过滤层、吸湿层这三层结构能有效阻挡病毒入侵。市面上的一般棉布口罩虽然厚实，但是基本上不具备阻挡病毒入侵的作用。佩戴多层口罩还可能造成呼吸不畅。

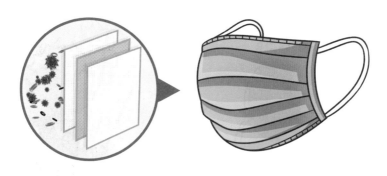

阻水层、过滤层、吸湿层这三层
结构能有效阻挡病毒入侵

37. 身边没有疫情，就不用戴口罩？

在新型冠状病毒肺炎流行期间，无论身边有没有疫情，出门都建议戴口罩。无症状感染者可能也有传染性，这意味着，我们随时有可能接触到这些无症状感染者。正确佩戴口罩，可有效挡住飞沫，从而阻挡病毒直接进入人体内。

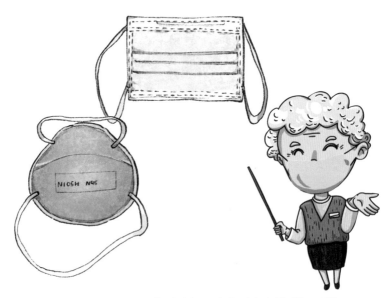

无论身边有没有疫情，出门都建议戴口罩

38. 服用维生素 C 可以预防新型冠状病毒肺炎?

现有研究证据不足，尚未能表明维生素 C 能预防新型冠状病毒肺炎，也尚未能表明维生素 C 有抵抗病毒的作用。在新型冠状病毒肺炎的疫情期间，请勿盲目大剂量服用维生素 C，否则可能会导致腹泻、皮疹等中毒现象。

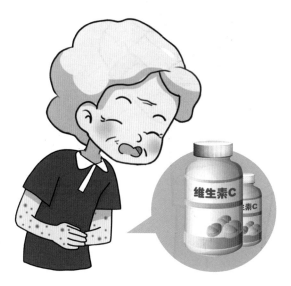

大剂量服用维生素 C，可能会导致腹泻、皮疹等中毒现象

39. 用盐水漱口能预防新型冠状病毒肺炎?

用盐水漱口有利于清洁口腔和咽喉，对咽喉炎治疗有帮助，但是新型冠状病毒侵犯的部位在呼吸道，目前尚无任何研究结果证明盐水对新型冠状病毒有杀灭作用。

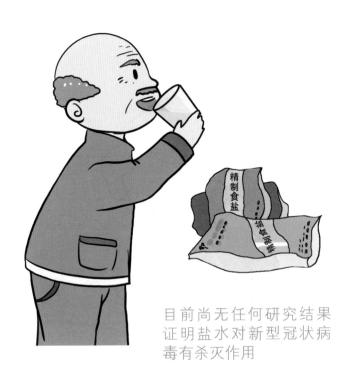

目前尚无任何研究结果证明盐水对新型冠状病毒有杀灭作用

40. 开窗通风会让病毒有机会飘进来？

开窗通风反而有助于降低室内可能存在的病毒量，也有助于更新室内空气，提高室内空气质量。室外的空气经过稀释，几乎不可能把病毒带进室内。冬天开窗通风时要注意保暖。室外太冷，为避免室内降温过大，建议增加通风次数，减少单次通风时间。如条件允许，建议每天打开门窗通风2次或3次，每次30分钟左右为宜。

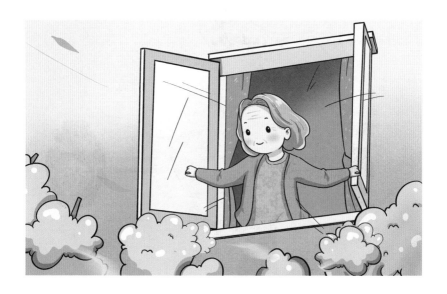

41. 综合使用熏白酒、熏醋、熏艾条等可以更有效消毒？

不少老年人认为，综合使用熏白酒、熏醋、熏艾条等方式进行消毒，可有效减少家中可能存在的病毒量。其实，这些消毒方式不但达不到消毒的效果，反而会人为加重室内空气的污染，尤其对呼吸道刺激敏感或者有哮喘病史的老年人而言，还很有可能诱发呼吸系统疾病。

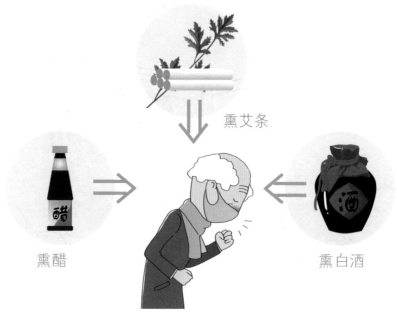

熏艾条

熏醋

熏白酒

熏白酒、熏醋、熏艾条会加重室内空气的污染

42. 食用"抗病毒"食物可以预防新型冠状病毒肺炎？

部分老年人容易被营销谣言误导，购买一些所谓"抗病毒"食物。实际上，目前市场上所有声称可以"抗病毒"的食物或者保健品，都缺乏临床依据。

疫情期间，饮食方面真正需要做到的是营养均衡、口味清淡。如果老年人没有特殊的饮食禁忌，可以适当增加优质蛋白（蛋类、豆制品、鱼肉等）的摄入量，新鲜蔬菜、当季水果都可以适当增加摄入量。

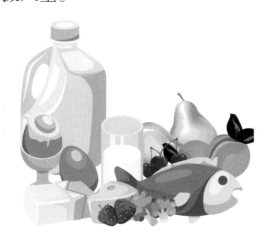

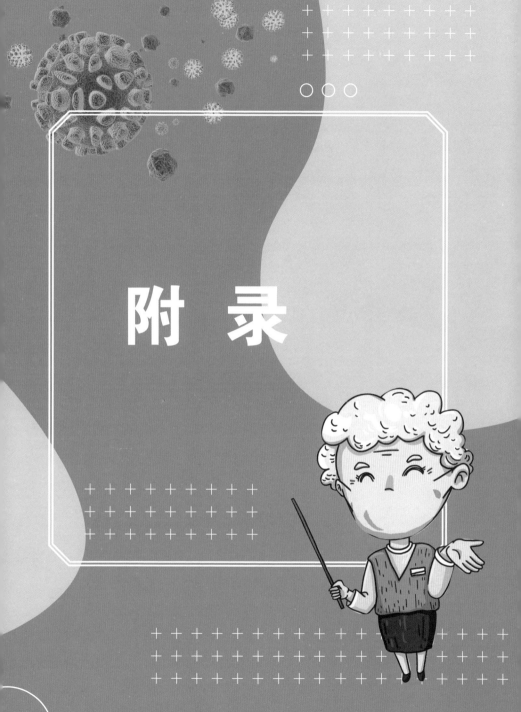

附 录

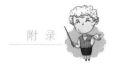

附录一

广西壮族自治区新型冠状病毒肺炎定点医院

序号	地区	定点医院
1	南宁	南宁市第四人民医院
2	柳州	柳州市人民医院、广西壮族自治区龙潭医院
3	桂林	桂林市第三人民医院、广西壮族自治区南溪山医院
4	梧州	梧州市第三人民医院
5	北海	北海市人民医院、北海市结核病防治院
6	防城港	防城港市第一人民医院
7	钦州	钦州市第一人民医院
8	贵港	贵港市人民医院
9	玉林	玉林市红十字会医院、玉林市第一人民医院
10	百色	百色市人民医院、右江民族医学院附属医院
11	贺州	贺州市人民医院
12	河池	河池市人民医院
13	来宾	来宾市人民医院
14	崇左	崇左市第二人民医院

附录二

广西壮族自治区本级及地市级疾病预防控制
中心通讯联系方式

单位名称	单位地址	联系电话
广西壮族自治区疾病预防控制中心	南宁市金洲路18号	0771-2518766
南宁市疾病预防控制中心	南宁市厢竹大道55号	0771-5679678
柳州市疾病预防控制中心	柳州市潭中西路1号	0772-2802630
桂林市疾病预防控制中心	桂林市秀峰区四会路7号	0773-2825645
梧州市疾病预防控制中心	梧州市春湖路3号	0774-3901320
北海市疾病预防控制中心	北海市海城区云南南路18号	0779-3905196
防城港市疾病预防控制中心	防城港市防城区防钦路21号	0770-6189901

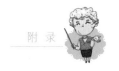

续表

单位名称	单位地址	联系电话
钦州市疾病预防控制中心	钦州市钦北区北环西路 16 号	0777-2823747
贵港市疾病预防控制中心	贵港市建设西路 7 号	0775-2939700
玉林市疾病预防控制中心	玉林市二环北路名山土地所斜对面	0775-2823276
百色市疾病预防控制中心	百色市右江区城乡路 9 号	0776-2824507
贺州市疾病预防控制中心	贺州市贺州大道 25-1 号	0774-5139238
河池市疾病预防控制中心	河池市金城东路肯旺桥东侧	0778-2110910
来宾市疾病预防控制中心	来宾市北二路 190 号	0772-4211197
崇左市疾病预防控制中心	崇左市丽江路 3 号	0771-7837555

附录三

广西壮族自治区新型冠状病毒肺炎疫情防控
知识专家热线电话

地域	单位	电话
南宁市	南宁市疾病预防控制中心	0771-5679678
	横县疾病预防控制中心	0771-7232538
	宾阳县疾病预防控制中心	0771-8236289
	上林县疾病预防控制中心	0771-5220258
	马山县疾病预防控制中心	0771-6821234
	隆安县疾病预防控制中心	0771-6522181
	兴宁区疾病预防控制中心	15994395164
	江南区疾病预防控制中心	0771-4887900
	青秀区疾病预防控制中心	18978825726
	西乡塘区疾病预防控制中心	0771-2383050
	邕宁区疾病预防控制中心	18076361930
	良庆区疾病预防控制中心	0771-4014673
	武鸣区疾病预防控制中心	0771-6238591
	高新区疾病预防控制中心	14795767749

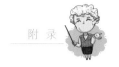

续表

地域	单位	电话
	经开区疾病预防控制中心	0771-4950792
	东盟经开区疾病预防控制中心	0771-6305395、18177137775
柳州市	柳州市疾病预防控制中心	0772-2802630
	柳北区疾病预防控制中心	0772-2159795
	城中区疾病预防控制中心	0772-2820189
	鱼峰区疾病预防控制中心	0772-3160780、13978099946、18178840734
	柳南区疾病预防控制中心	0772-3732437、13633091322
	柳东新区疾病预防控制中心	0772-2673576、18977212000
	柳江区疾病预防控制中心	0772-7219062、13597209755
	柳城县疾病预防控制中心	0772-7612647
	鹿寨县疾病预防控制中心	0772-6829476
	融安县疾病预防控制中心	0772-8135640

续表

地域	单位	电话
	融水苗族自治县疾病预防控制中心	0772-5122377
	三江侗族自治县疾病预防控制中心	0772-6636658、13878214856
桂林市	桂林市疾病预防控制中心	13978347320（疾病防控知识）
		19877379135（疾病诊疗知识）
	临桂区疾病预防控制中心	0773-5597978
	阳朔县疾控预防控制中心	0773-8828867
	灵川县疾病预防控制中心	18276307621
	全州县疾病预防控制中心	0773-4815653
	兴安县疾病预防控制中心	0773-6222320
	永福县疾病预防控制中心	0773-6936231
	龙胜各族自治县疾病预防控制中心	0773-7512323
	灌阳县疾病预防控制中心	0773-4216170
	资源县疾病预防控制中心	0773-4317129

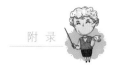

续表

地域	单位	电话
	平乐县疾病预防控制中心	0773-6976609
	荔浦市疾病预防控制中心	0773-7213642
	恭城瑶族自治县疾病预防控制中心	0773-8212368
梧州市	蒙山县疾病预防控制中心	13907742646
		13807742646
		13977466433
		18477019689
	龙圩区疾病预防控制中心	13907746346
		15878435588
		15077450099
		13471421042
	苍梧县疾病预防控制中心	13977412308
		13877426161
		15177641168
		13977422331

续表

地域	单位	电话
	岑溪市疾病预防控制中心	13878430857
		13878430715
		13635098729
		15077408865
	藤县疾病预防控制中心	13877442976
		13877470345
		13707747615
		13877440996
	梧州市疾病预防控制中心	13977416607
		13907848369
		18207744969
		13877495053
		13877407122
北海市	北海市疾病预防控制中心	0779-3901702
	合浦县疾病预防控制中心	0779-7191582

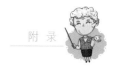

续表

地域	单位	电话
防城港市	防城港市疾病预防控制中心	0770-6189818
	上思县疾病预防控制中心	13877007858 18077082958 （疫情防控）
		13877009333（诊疗知识）
		0770-8512242
	港口区疾病预防控制中心	0770-2861002
	防城区疾病预防控制中心	0770-2211916
	东兴市疾病预防控制中心	0770-7682075
钦州市	钦州市疾病预防控制中心	0777-2823747
	钦州市第一人民医院	0777-2863380
	灵山县卫生健康局	0777-6988361
	灵山县疾病预防控制中心	0777-6519899
	浦北县卫生健康局	0777-8316243
	浦北县疾病预防控制中心	0777-8211165
	钦南区疾病预防控制中心	0777-3819232

续表

地域	单位	电话
	钦北区卫生健康局	0777-3215998
	钦北区疾病预防控制中心	0777-5985925
贵港市	贵港市卫生健康委	0775-2939700
	桂平市卫生健康局	0775-3382703
	平南县卫生健康局	0775-7828506
	港北区卫生健康局	0775-4241956
	港南区卫生健康局	0775-4780120
	覃塘区卫生健康局	0775-4723351
玉林市	玉林市第一人民医院	19148027716
	玉林市红十字会医院	19172696831
	玉林市第三人民医院	18934887319
	玉林市妇幼保健院	18775087701
	玉林市疾病预防控制中心	0775-2823276
	玉林市中医医院	0775-2580041
	玉州区人民医院	0775-3116895
	福绵区卫生健康局	0775-2202758
	容县疾病预防控制中心	0775-5322416

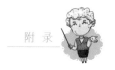

续表

地域	单位	电话
	容县人民医院	0775-5329732
	北流市疾病预防控制中心	0775-6226256
	陆川疾病预防控制中心	0775-7271552
	博白县人民医院	0775-8320819
	兴业县人民医院	0775-3761023
百色市	百色市疾病预防控制中心	0776-2824507
	右江区疾病预防控制中心	0776-2892283
	田阳区疾病预防控制中心	0776-3212386
	田东县疾病预防控制中心	0776-5222521
	平果市疾病预防控制中心	0776-5821380
	德保县疾病预防控制中心	0776-3829765
	靖西市疾病预防控制中心	0776-6212376
	那坡县疾病预防控制中心	0776-6805570
	凌云县疾病预防控制中心	0776-7612222
	乐业县疾病预防控制中心	0776-7922069
	田林县疾病预防控制中心	0776-7213008
	西林县疾病预防控制中心	0776-8682034

续表

地域	单位	电话
	隆林各族自治县疾病预防控制中心	0776-8202149
贺州市	贺州市卫生健康委	13978407696
	八步区卫生健康局	19897885978
	钟山县卫生健康局	18778459868
	富川瑶族自治县卫生健康局	13978481531
	昭平县卫生健康局	13878491881
	平桂区卫生健康局	13768243355
河池市	河池市疾病预防控制中心	13977827656
	金城江区疾病预防控制中心	13977898293
	宜州区疾病预防控制中心	18778889583
	环江毛南族自治县疾病预防控制中心	13877878056
	南丹县疾病预防控制中心	13977854316
	凤山县疾病预防控制中心	18070892177

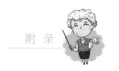

续表

地域	单位	电话
	大化瑶族自治县疾病预防控制中心	13768281167
	巴马瑶族自治县疾病预防控制中心	13768484299
	天峨县疾病预防控制中心	13397786099
	都安瑶族自治县疾病预防控制中心	18977882278
	罗城仫佬族自治县疾病预防控制中心	13768087619
	东兰县疾病预防控制中心	18977850311
来宾市	来宾市人民医院	0772-4231379
	合山市疾病预防控制中心	0772-8916438、13978215781
	兴宾区人民医院	17707821232
	象州县疾病预防控制中心	0772-4362142、13978209348
	金秀瑶族自治县疾病预防控制中心	0772-6654085、13878252097

续表

地域	单位	电话
	武宣县人民医院	0772-5213344、15177208011
	忻城县人民医院	0772-6408410、13878238761
崇左市	崇左市人民医院	18107812719
	崇左市妇幼保健院	0771-7825120
	崇左市疾病预防控制中心	0771-7833282
	崇左市中医壮医医院	0771-7835335
	崇左市第二人民医院	0771-7829800
	扶绥县疾病预防控制中心	13597106155、13768599036
	大新县卫生健康局	0771-3629161
	天等县疾病预防控制中心	0771-3523285
	宁明县疾病预防控制中心	13977146008、0771-8620028
	龙州县疾病预防控制中心	19977070312
	凭祥市疾病预防控制中心	0771-8538052
	江州区疾病预防控制中心	14795518166

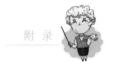

附录四

口罩类型及推荐使用人群

○ 推荐使用   ✓ 选择使用

人群及场景	可不带或普通口罩	一次性使用医用口罩 (YY/T 0969)	医用外科口罩 (YY 0469)	颗粒物防护口罩 (GB 2626)	医用防护口罩 (GB 19083)	防护面具 (加 P100 滤棉)
高风险 疫区发热门诊				✓	○	✓
隔离病房医护人员				✓	○	✓
插管、切开等高危医务工作者					○	○
隔离区服务人员（清洁、尸体处置等）				○	✓	
对确诊、疑似现场流行病学调查人员				✓	○	
较高风险 急诊工作医护人员				○		
对密切接触人员开展流行病学调查人员				○		
对疫情相关样本进行检测人员				○		

续表

人群及场景	可不带或普通口罩	一次性使用医用口罩 (YY/T 0969)	医用外科口罩 (YY 0469)	颗粒物防护口罩 (GB 2626)	医用防护口罩 (GB 19083)	防护面具 (加 P100 滤棉)
中等风险 普通门诊、病房工作医护人员等		✓	○			
人员密集区的工作人员		✓	○			
从事与疫情相关的行政管理、警察、保安、快递等从业人员		✓	○			
居家隔离及与其共同生活人员		✓	○			
较低风险 在人员密集场所滞留的公众		○				
人员相对聚集的室内工作环境		○				
前往医疗机构就诊的公众		○				
集中学习和活动的托幼机构儿童、在校学生等		○				
低风险 居家活动、散居居民	○					
户外活动者	○					
通风良好场所的工作者、儿童和学生等	○					

来源：国家卫生健康委员会疾病预防控制局